Copyright © 2023 Bianca Gutzeit
Alle Rechte vorbehalten.

Inhaltsverzeichnis

Vorwort 5

Hypnose 7
  Die Geschichte der Hypnose 7
  Die Tranceinduktion 9
  Anwendung in der Therapie 10

Psychosomatische Beschwerden 12
  Definition 12
  Ursachen 12
  Symptome 13
  Diagnostik 13
  Therapie 13
  Konsequenzen 14
  Zusatzinformationen 14

Sekundärgewinne 15
  Mögliche positive Sekundärgewinne 15
  Mögliche negative Sekundärgewinne 16
  Holy Seven 16

Die Entstehung psychischer Leiden 19

Selbsthilfe 21
  Entspannungstechniken als wirksame Selbsthilfe 21
  Progressive Muskelentspannung 21
  Autogenes Training nach Schultz 23
  Selbsthypnose 24

Darmhypnose / Bauchhypnose 26
Appendix 29

Über mich: 31

Bianca Gutzeit

Vorwort

Vom Leben und Leiden mit dem Reizdarmsyndrom und chronischen Darmerkrankungen

Sämtliche Darmerkrankungen gehen mit einem breiten Spektrum quälender Beschwerden einher, darunter Bauchschmerzen, Völlegefühl, Blähungen, Krämpfe, sowie Durchfall oder Verstopfung. Viele Patienten leiden unter stark eingeschränkter Lebensqualität. Die Beschwerden ziehen sich oft über Jahre oder Jahrzehnte hin und sind mit wiederkehrenden Krankenhausaufenthalten, Arbeitsausfällen und sozialem Rückzug verbunden. Das Reizdarm-Syndrom ist eine weit verbreitete funktionelle Darmerkrankung, von der Schätzungen zufolge bis zu 20% der Bevölkerung betroffen sind.

Auf der Suche nach wirksamen Behandlungsmethoden

Die genauen Ursachen des Reizdarm-Syndroms und chronischen Darmerkrankungen sind bis heute nicht abschließend geklärt. Diskutiert werden unter anderem eine erhöhte Darmsensibilität, Darmfloraveränderungen und psychische Faktoren wie Stress. Dementsprechend gestaltet sich die Behandlung oft schwierig. Medikamente können zwar Symptome lindern, eine ursächliche Therapie existiert jedoch selten. Immer mehr Patienten und Ärzte setzen daher Hoffnung in ganzheitliche, komplementärmedizinische Ansätze.

Ziel dieses Buches

In diesem Buch möchte ich einen praxisnahen Einblick in die hypnotherapeutische Behandlung von Reizdarm und chronischen Darmerkrankungen geben. Als Heilpraktikerin für Psychotherapie und Expertin für Darmhypnose begleite ich seit Jahren Klienten auf ihrem Weg zu mehr Lebensqualität. Aus eigener leidvoller Erfahrung weiß ich, wie quälend die Symptome sein können – litt ich selbst jahrelang unter einem Reizdarm.

In den folgenden Kapiteln finden Sie fundiertes Wissen über Entstehung und Verlauf der Erkrankung, sowie einen Überblick über die Möglichkeiten der Hypnotherapie. Es wird veranschaulicht, wie Hypnosetechniken in der Praxis umgesetzt werden können. Zudem erhalten Sie Tipps, um den Alltag auch jenseits der Therapie stressfreier und genussvoller zu gestalten.

Ich wünsche Ihnen eine aufschlussreiche Lektüre und viel Erfolg auf dem Weg zu einem beschwerdefreien, selbstbestimmten Leben!

Bianca Gutzeit

Kapitel 1
Hypnose

Die Geschichte der Hypnose

Die Hypnose blickt auf eine jahrtausendealte Geschichte als Heilverfahren zurück. Bereits im 18. Jahrhundert experimentierte der deutsche Arzt Franz Anton Mesmer mit Magneten, die er am Körper seiner Patienten anwandte. Daraus entstand der Begriff „animalischer Magnetismus" für den beobachteten Effekt, der den Magneten zugeschrieben wurde. Es entstand die Vorstellung, dass Menschen durch Blicke und Berührungen in einen Trancezustand versetzt werden können, der positive gesundheitliche Wirkungen hat.

Im 19. Jahrhundert griff der österreichische Arzt Sigmund Freud die Experimente von Mesmer auf und begann, diese Methoden zur Behandlung von Patienten einzusetzen. Im 20. Jahrhundert wurde aus hypnotherapeutischen Verfahren das Autogene Training entwickelt. In den USA wurde die Hypnose maßgeblich weiterentwickelt durch Dave Elman mit der autoritären Hypnose und Milton H. Erickson mit der indirekten Hypnose.

Darmhypnose und Psychosomatik

Der amerikanische Psychiater Milton H. Erickson (1910-1980) gilt als Begründer der modernen Hypnotherapie. Seine Polio-Erkrankung im Alter von 17 Jahren stellte einen einschneidenden Wendepunkt im Leben von Milton Erickson dar. Nach tagelangem Koma schwebte er zunächst in Lebensgefahr. Als er aus dem Koma erwachte, war er vollständig gelähmt und konnte lediglich seine Augen bewegen. Doch Erickson ließ sich nicht entmutigen. Gefesselt an seinen Rollstuhl, begann er damit, minimale Bewegungen immer wieder in seiner Vorstellungskraft zu durchleben. Diese frühe Form der Selbsthypnose ermöglichte es, dass nach und nach gelähmte Muskelpartien wieder funktionstüchtig wurden. Erickson nutzte die Kraft seiner Gedanken gezielt, um Schritt für Schritt weitere Muskeln zu aktivieren. Durch beharrliches Training gelang es ihm schließlich sogar, mithilfe von Krücken wieder laufen zu können. Ericksons Geschichte verdeutlicht eindrücklich, wie mentale Visualisierung den Keim für einen neuartigen therapeutischen Ansatz legen kann. Aus diesen Erfahrungen heraus entwickelte Erickson später Rehabilitationsmethoden für Schlaganfallpatienten.

Ericksons Ansatz zielt darauf ab, starre Denkmuster durch spezielle hypnotherapeutische Techniken aufzulösen. So sollen unbewusste Selbstheilungskräfte aktiviert werden. Erickson lehnte es ab, die Hypnotherapie zu einer eigenen Schule zu machen. Er bevorzugte einen integrativen Ansatz, bei dem der Therapeut die Methode wählt, die dem Patienten dient.

Bianca Gutzeit

Die Tranceinduktion

Die Tranceinduktion ist die Einleitung eines hypnotischen Trancezustands. Dieser zeichnet sich durch eine besondere Fokussierung der Aufmerksamkeit bei wachem Bewusstsein und erhöhter Suggestibilität aus. Je nach Vorgehensweise wird zwischen direkten und indirekten Methoden unterschieden. Allen Hypnosetechniken gemein ist, dass sie das Bewusstsein mit wenig aufmerksamkeitsbindenden Tätigkeiten beschäftigen. Auf diese Weise verliert das Bewusstsein seine beherrschende Rolle, die Kritikfähigkeit wird eingeschränkt und das Unbewusste wird direkt ansprechbar. Welche Suggestionen oder Methoden am besten geeignet sind, hängt vom Klienten und den näheren Umständen ab.

Blitzinduktionen, die eine Trance innerhalb weniger Sekunden herbeiführen, werden meist im Showbereich genutzt und selten therapeutisch. Sie können jedoch der Demonstration dienen, um Ängste vor hypnotherapeutischen Verfahren abzubauen.

Förderlich bis notwendig für die Induktion sind Sicherheit und ein angenehmes Miteinander. Auch nonverbale Verfahren, allein durch Berührungen hypnotisierbarer Körperregionen, können die Selbstheilungskräfte aktivieren.

Es ist mir wichtig zu betonen, dass Hypnose keinen Kontrollverlust darstellt, sondern es handelt sich um eine gezielte, systemische Fokussierung von Aufmerksamkeit.

Hypnose kann als Entspannungsverfahren eingesetzt werden, jedoch ist in analytischer Hypnosetherapie keine Entspannung nötig. Je nach Bedürfnis meines Klienten, wende ich auch Aktiv-Wach-Hypnose auf dem Fahrradergometer an, in der die Trance über Bewegung eingeleitet wird.

Anwendung in der Therapie

In einer Hypnosetherapie sorgt der Trancezustand dafür, dass kognitive Prozesse in den Hintergrund treten und auf emotionaler Ebene gearbeitet werden kann. Unser Gehirn speichert negative Emotionen ab, doch der Kontext verblasst meist. In belastenden Situationen ist unser Gehirn oft nicht in der Lage, Ereignisse angemessen zu verarbeiten und abzulegen. Es entstehen fragmentierte Erinnerungen, die sich häufig in Flashbacks äußern. Auch emotionale Trigger können so aufrecht erhalten werden.

Ängste und Panikattacken stellen eine Art unbewusste Schutzmechanismen dar. Negative Erfahrungen werden bereits im Mutterleib gespeichert. Über die emotionale Ebene der Trance können belastende Erlebnisse noch einmal aktiviert und so verarbeitet und neutralisiert werden.

Eine Hypnosetherapie ist weder künstlich noch übergriffig. Der Klient behält jederzeit die Kontrolle über das Geschehen. Eine Stärke der Hypnosetherapie ist oft die Geschwindigkeit, mit der sich Verhaltens- und Denkmuster verändern können. Eine Linderung von Symptomen wird schon nach wenigen Sitzungen angestrebt. Klienten sind häufig überrascht, dass sich nach kurzer Zeit, wie von selbst, eine Besserung einstellt.

In meiner Arbeit als Hypnosetherapeutin setze ich auf eine Kombination verschiedenster Techniken. Die Trance kann nach Bedarf vertieft werden, wenn der Klient keine unbewussten Widerstände zeigt. Oft arbeite ich in einem sehr wachen Zustand, ähnlich dem Eintauchen in einen fesselnden Film oder dem Flow-Erleben eines Sportlers. Es handelt sich um einen völlig natürlichen Zustand.

Kapitel 2
Psychosomatische Beschwerden

Definition

Psychosomatische Erkrankungen sind Störungen, bei denen psychische Faktoren körperliche Symptome und Beschwerden hervorrufen. Obwohl die Beschwerden real sind, können keine organischen Ursachen gefunden werden. Die Wechselwirkung zwischen Psyche und Körper steht im Vordergrund.

Ursachen

Die Entstehung psychosomatischer Erkrankungen ist komplex. Sowohl psychische Belastungen wie Stress, Angst oder Depressionen als auch genetische Veranlagung, Hormone und andere körperliche Faktoren können eine Rolle spielen. Oft finden sich auch Kombinationen dieser Faktoren. Die genauen pathophysiologischen Mechanismen sind noch nicht vollständig geklärt.

Symptome

Das Beschwerdebild ist vielfältig. Typische Symptome sind:

» Chronische Schmerzen (Kopf, Rücken, Gelenke, Bauch etc.)
» Funktionelle Magen-Darm-Beschwerden
» Bewegungsstörungen und Lähmungserscheinungen
» Schlafstörungen
» Erschöpfung und Müdigkeit

Je nach zugrundeliegender psychischer Problematik können die Schwerpunkte der Somatisierungen variieren.

Diagnostik

Die Abgrenzung gegenüber organischen Erkrankungen kann schwierig sein. Wichtig ist eine sorgfältige körperliche und psychische Diagnostik. Erst wenn trotz ausführlicher Untersuchungen keine hinreichende organische Erklärung gefunden wird und die Beschwerden länger als 6 Monate bestehen, kann die Diagnose einer somatoformen Störung gestellt werden.

Therapie

Zunächst müssen mögliche organische Ursachen abgeklärt und behandelt werden. Bei vorwiegend psychogenen Faktoren hat sich eine Psychotherapie, insbesondere Verfahren mit Körperarbeit, wie die Hypnosetherapie, bewährt. Eine multimodale Therapie, die sowohl psychotherapeutische als auch körperorientierte Ansätze kombiniert, ist oft sinnvoll.

Konsequenzen

Ungesunde Verarbeitungsmechanismen und chronifizierte Beschwerden können zu erheblichen Einschränkungen der Lebensqualität und sozialer Isolation führen. Im Einzelfall sind auch chronische Krankheitsverläufe möglich. Daher ist eine adäquate Diagnostik und Behandlung wichtig.

Zusatzinformationen

Die Abgrenzung psychosomatischer und organischer Faktoren bleibt eine Einzelfallentscheidung, die Diagnose der Psychosomatik ist hypothetisch.

Kapitel 3
Sekundärgewinne bei psychischen Beschwerden

Unter einem Sekundärgewinn versteht man Vorteile, die eine Person durch eine psychische Erkrankung erfährt. Diese Vorteile können sich sowohl positiv als auch negativ auf die betroffene Person auswirken und sind ihr meist nicht bewusst.

Mögliche positive Sekundärgewinne:

Mehr Zuwendung und Aufmerksamkeit durch das soziale Umfeld, dadurch kann ein Gefühl von Wertschätzung entstehen.

Vermeidung unangenehmer Situationen oder Aufgaben, z.B. Schonung am Arbeitsplatz, oder Befreiung von Prüfungen.

Verstärktes Gefühl von Kontrolle über das eigene Leben bzw. bestimmter Lebensbereiche.

Mögliche negative Sekundärgewinne:

Verstärkung negativer Denkmuster und Selbstbilder, z.B. als „Opfer" der Erkrankung.

Zunahme von Abhängigkeit und Kontrollverlust gegenüber anderen.

Vermeidung notwendiger Veränderungen und Rückzug in die vertraute Umgebung.

Die Einschätzung ob ein Sekundärgewinn vorliegt, erfordert eine ganzheitliche Betrachtung der individuellen Situation und Persönlichkeit des Betroffenen. In der psychotherapeutischen Behandlung gilt es, vorhandene Sekundärgewinne zu erkennen und zu bearbeiten, um eine dauerhafte Genesung zu ermöglichen. Durch das Ersetzen der krankheitsbedingten Vorteile durch gesunde Bewältigungsstrategien kann die Motivation zur Veränderung gestärkt werden.

Holy Seven

„Holy Seven" ist ein Begriff aus der psychosomatischen Medizin. Er bezeichnet sieben Erkrankungen, die besonders häufig als psychosomatisch angesehen werden.

Es handelte sich bei diesen sieben Krankheiten um:

1. Ulcus ventriculi (Magengeschwür) und Ulcus duodeni (Zwölffingerdarmgeschwür)

2. Asthma bronchiale (Bronchialasthma)

3. Rheumatoide Arthritis (Chronische Polyarthritis)

4. Neurodermitis (Hauterkrankung)

5. Essentielle Hypertonie (Bluthochdruck)

6. Hyperthyreose (Schilddrüsenüberfunktion)

7. Colitis ulcerosa, Morbus Crohn (chronisch-entzündliche Darmerkrankungen)

Von einigen Autoren wird auch die Migräne zu den Holy Seven der psychosomatischen Erkrankungen gezählt.

Der Begriff „Holy Seven" wurde erstmals 1950 von dem Arzt und Psychoanalytiker Franz Alexander verwendet. Alexander nahm hierbei spezifische Konflikte an, die die Ausbildung der Erkrankung im Sinne einer psychosomatischen Erkrankung unterstützen.

Heute ist bekannt, dass psychosomatische Erkrankungen nicht nur durch psychische Faktoren verursacht werden, sondern auch durch eine Kombination aus psychischen und körperlichen Faktoren. Da diese Erkrankungen häufig mit psychischen Belastungen wie Ängsten, Depressionen und Stress auftreten, werden Sie häufig weiterhin als psychosomatisch angesehen.

Selbstverständlich haben nicht alle Menschen mit diesen Beschwerdebildern zwangsläufig eine psychosomatische Erkrankung. Diese können auch durch andere Faktoren verursacht werden, z. B. durch genetische Einflüsse, Infektionen oder bestimmte Medikamente.

Bianca Gutzeit

Kapitel 4
Die Entstehung psychischer Leiden

Ein komplexer, multifaktorieller Prozess

Die Entwicklung psychischer Störungen ist das Resultat eines komplexen, multifaktoriellen Prozesses. Dabei interagieren biologische, psychologische und soziale Faktoren auf individuelle Weise.

Biologisch gesehen spielen genetische Veranlagungen, Hirnfunktionsstörungen und neurochemische Dysbalancen eine Rolle. Auch kann Medikation den Stoffwechsel beeinträchtigen.

Psychologisch können Persönlichkeitsmerkmale, unangemessene Copingstrategien, sowie belastende Lebensereignisse wie Traumata zur Entstehung psychopathologischer Symptome beitragen. Soziokulturell sind etwa sozioökonomische Benachteiligung, mangelnde soziale

Unterstützung und normative Erwartungen von Bedeutung. Das Vulnerabilitäts-Stress-Modell fasst diese Faktoren zusammen, indem es davon ausgeht, dass die Kombination aus einer individuellen Verletzlichkeit und auslösenden Stressoren Krankheitsentstehung begünstigt.

Moderne Psychotherapie zielt darauf ab, zugrundeliegende Belastungen zu bearbeiten, um Trigger zu entschärfen und eine Neubewertung der verursachenden Erfahrungen zu ermöglichen. Dadurch sollen emotionale Entlastung und seelische Heilungsprozesse angeregt werden.

Die Verarbeitung negativer emotionaler Belastungen kann dazu führen, dass es eine Entlastung des Gesamtsystems gibt und Klienten wieder in die eigene Balance finden können.

Kapitel 5
Selbsthilfe

Entspannungstechniken als wirksame Selbsthilfe

In unserer von Leistungsdruck und Reizüberflutung geprägten Gesellschaft sind Stress und Überforderung weit verbreitete Probleme. Um dem entgegenzuwirken, können standardisierte Entspannungstechniken eine wertvolle Unterstützung bieten. Durch regelmäßiges Üben lassen sich Körper und Geist effektiv zur Ruhe bringen, was sich positiv auf das psychische und physische Wohlbefinden auswirkt. Im Folgenden werden einige bewährte Methoden vorgestellt.

Progressive Muskelentspannung nach Jacobson

Die Progressive Muskelentspannung (PME) wurde in den 1920er Jahren von dem amerikanischen Physiologen Edmund Jacobson entwickelt. Durch abwechselndes Anspannen und Lösen verschiedener Muskelgruppen wird die Wahrnehmung der körperlichen Spannungszustände geschult und tiefe Entspannung erreicht.

Vorteile:

» Einfach zu erlernen
» Kann selbständig angewendet werden
» Effektiv zur Stressreduktion und Entspannung
» Linderung bei Angststörungen, Depressionen, Schlafstörungen, chronischen Schmerzen und psychosomatischen Beschwerden
» Verbessert Konzentration und Aufmerksamkeit

Kontraindikationen:

» Schwere Depressionen, Psychosen, Manien
» Akute Entzündungen, Muskelerkrankungen
» Schwere Erkrankungen des Bewegungsapparats

Anwendung:

In einer ruhigen Umgebung wechseln sich An- und Entspannung der Muskelgruppen in einem festen Ablauf ab. Die Übungen werden zunächst im Liegen oder Sitzen durchgeführt und können auch mit Audio- oder Videounterstützung absolviert werden. Regelmäßiges Training von 10 bis 30 Minuten ist empfehlenswert.

Bianca Gutzeit

Autogenes Training nach Schultz

Das Autogene Training (AT) wurde in den 1920er Jahren vom deutschen Psychiater Johannes Heinrich Schultz entwickelt. Durch formelhafte Selbstbeeinflussung werden Ruhe und Entspannung erreicht.

Wirkmechanismen:

Muskelentspannung und Regulation von Herz, Kreislauf und Atmung

Verbesserte Selbstwahrnehmung und Stressregulation

Anwendungsbereiche:

» Angststörungen
» Depressionen
» Schlafprobleme
» Belastungsstörungen
» Chronische Schmerzen
» Herz-Kreislauf-Erkrankungen
» Verdauungsbeschwerden
» Leistungssteigerung im Sport, Beruf usw.

Kontraindikationen:

» Schwere Depressionen
» Psychosen
» Posttraumatische Belastungsstörung
» Akute Schmerzzustände

Durchführung:

Das AT gliedert sich in Grundstufe, Mittelstufe und Oberstufe. In der Grundstufe werden durch sechs Standardformeln Muskeln, Atmung und Herz-Kreislauf-System zur Ruhe gebracht. In der Mittel- und Oberstufe werden individuelle Formeln und Kombinationen mit anderen Methoden eingesetzt.

Selbsthypnose

Bei der Selbsthypnose versetzt man sich selbst in einen Zustand von körperlicher Entspannung und geistiger Wachheit.

Wirkmechanismen:

- » Muskelentspannung und Regulation von Herz, Kreislauf und Atmung
- » Verbesserte Selbstwahrnehmung und Stressregulation
- » Erhöhte Suggestibilität

Anwendungsbereiche:

- » Angststörungen
- » Depressionen
- » Schlafprobleme
- » Belastungsstörungen
- » Chronische Schmerzen
- » Herz-Kreislauf-Erkrankungen

» Verdauungsbeschwerden
» Leistungssteigerung im Sport, Beruf usw.

Kontraindikationen:

» Schwere Depressionen
» Psychosen

Anwendung:

In einer bequemen Position werden bei geschlossenen Augen zuerst der Atem fokussiert, dann positive Bilder und Gedanken entwickelt. Dadurch können Stress und Ängste abgebaut, Schmerzen gelindert und Konzentration sowie Selbstvertrauen gestärkt werden.

Fazit:

Regelmäßige Entspannungsübungen sind eine wirksame Selbsthilfe zur Stressbewältigung und Steigerung des Wohlbefindens. Sie sollten unter fachkundiger Anleitung erlernt und dann eigenverantwortlich regelmäßig praktiziert werden.

Kapitel 6
Darmhypnose / Bauchhypnose

Weshalb Entspannung allein meist keine dauerhafte Linderung bringt

Es besteht wissenschaftlich belegter Konsens darüber, dass der Darm und das Gehirn eine unmittelbare und faszinierende Verbindung miteinander teilen. Dieses komplexe Zusammenspiel wird als die „Darm-Hirn-Achse" bezeichnet und es beeinflusst maßgeblich unsere körperliche und geistige Gesundheit. In dieser symbiotischen Beziehung sind Botenstoffe von entscheidender Bedeutung, da sie sowohl positive als auch negative Auswirkungen in diesem hochkomplexen System haben können.

Die Darm-Hirn-Achse zeigt sich besonders deutlich bei Erkrankungen wie dem Reizdarm-Syndrom, dem Reizmagen und chronisch entzündlichen Darmerkrankungen wie Morbus Crohn. Diese Erkrankungen können in vielen Fällen nicht auf eine klare körperliche Ursache zurückgeführt werden, was die Herausforderungen bei ihrer Diagnose und Behandlung erhöht. Speziell das Reizdarm-Syndrom stellt meist eine Ausschlussdiagnose dar, was bedeutet, dass die Diagnose indirekt durch konsequentes Ausschließen anderer Krankheitsursachen gestellt wird.

Es gibt eine beeindruckende Menge an wissenschaftlichen Erkenntnissen, die auf einen engen Zusammenhang zwischen der psychischen Verfassung und der Aktivität des Darms hinweisen. Im Wesentlichen bedeutet dies, dass die Darm-Hirn-Achse aus dem Gleichgewicht geraten kann, was zu verschiedenen gesundheitlichen Problemen führen kann.

Medikamente, die bei Reizdarm-Syndrom eingesetzt werden, bieten oft nur begrenzte Linderung und ihre Wirksamkeit ist in vielen Fällen von kurzer Dauer. Dies unterstreicht die Komplexität dieser Erkrankung.

Häufig sind Menschen die an Darmerkrankungen leiden, zusätzlich mit Depressionen oder Angsterkrankungen konfrontiert. Dies deutet darauf hin, dass der Einfluss der Darm-Hirn-Achse weitreichend ist und nicht nur die körperliche Gesundheit, sondern auch die seelische Verfassung der Betroffenen erheblich beeinflussen kann. Diese Erkenntnisse verdeutlichen die Notwendigkeit einer ganzheitlichen Herangehensweise an die Behandlung von Darmerkrankungen, die sowohl den physischen als auch den psychischen Aspekt berücksichtigt.

Stressoren wirken sich also nicht nur auf das Gehirn, sondern auch unmittelbar auf den Darm aus, weshalb Entspannungsverfahren häufig nur vorübergehende Linderung bringen.

Darmhypnose und Psychosomatik

In enger Zusammenarbeit mit Fachärzten, ist die Darmhypnose seit Jahren mein Schwerpunkt.

Im Februar 2022 ist im ZDF ein TV Beitrag über meine Arbeit erschienen, welcher einen Einblick in die Darmhypnose erlaubt.

Als Nicht-Wissenschaftlerin erkläre ich die Wirkweise wie folgt:

Emotionale Erlebnisse, positiv wie negativ, bilden Erlebnisnetzwerke im Gehirn. Verknüpfungen entstehen, so dass wir daraus im Laufe unseres Lebens Denk- und Reaktionsmuster entwickeln können und ähnliche Erlebnisprozesse angelegt werden. Menschen mit psychosomatischen Beschwerden fühlen sich dem Erleben häufig hilflos ausgeliefert, was dazu führen kann, dass vergangene Hilflosigkeitserfahrungen reaktiviert werden und diese Netzwerke verstärkt feuern. Physiologische Prozesse werden aktiviert und die Netzwerke der Hilflosigkeit werden dominanter.

In meiner Arbeit werde ich zum Erinnerungsaktivierer. Gemeinsam aktivieren wir emotional belastende Erlebnisse, um diese mit positiven Erlebnisnetzwerken zu verknüpfen. Natürlich genutzte Prozessdynamiken helfen uns, die eigenen Ressourcen zu reaktivieren. Ziel soll sein, den Klienten wieder in die eigene Sicherheit und Handlungsfähigkeit zu bringen. So können körperliche Beschwerden durch mentale Prozesse positiv beeinflusst werden.

Verschiedene Techniken, wie zum Beispiel die Arbeit mit dem „Inneren Kind" oder EMDR*, können hierbei unterstützen. Wichtig ist, den therapeutischen Prozess immer an den individuellen Bedürfnissen des Klienten auszurichten, statt schematisch ein Standardverfahren anzuwenden. Weder der Therapeut, noch ein spezielles Verfahren können dem Klienten Erleichterung verschaffen. Ein Therapeut kann lediglich die Reaktivierung schlummernder Ressourcen des Klienten unterstützen, jede Form der Therapie ist Hilfe zur Selbsthilfe.

Appendix

Studien zu Darmhypnose / Bauchhypnose:

» Eine randomisierte, kontrollierte Studie von Gonsalkorale et al. aus dem Jahr 2003 untersuchte die Wirksamkeit von Hypnotherapie bei Patienten mit Reizdarm-Syndrom. Die Studie ergab, dass die Hypnotherapie signifikante Verbesserungen der Symptome von Reizdarmsyndrom bewirkte, einschließlich einer Verringerung der Schmerzen, Blähungen und Durchfall.
» Eine randomisierte, kontrollierte Studie von Vlieger et al. aus dem Jahr 2007 untersuchte die Wirksamkeit von Hypnotherapie bei Kindern mit funktionellen Bauch-

---

*EMDR steht für Eye Movement Desensitization and Reprocessing, was auf Deutsch „Desensibilisierung und Verarbeitung durch Augenbewegung" bedeutet. Dr. Francine Shapiro (USA) entwickelte diese Psychotherapieform zur Behandlung von Traumafolgestörungen Ende der 80er Jahre des letzten Jahrhunderts.

schmerzen. Die Studie ergab, dass die Hypnotherapie zu signifikanten Verbesserungen der Schmerzen und der Lebensqualität der Kinder führte.
» Eine systematische Überprüfung von Ljótsson et al. aus dem Jahr 2011 untersuchte die Wirksamkeit von kognitiver Verhaltenstherapie (CBT) und Hypnotherapie bei Reizdarmsyndrom. Die Autoren kamen zu dem Schluss, dass sowohl CBT als auch Hypnotherapie effektive Behandlungsoptionen für Reizdarmsyndrom-Patienten sind.
» Eine randomisierte kontrollierte Studie von Peters et al. aus dem Jahr 2018 untersuchte die Wirksamkeit von Hypnotherapie bei Patienten mit entzündlicher Darmerkrankung. Die Studie ergab, dass die Hypnotherapie zu signifikanten Verbesserungen der Symptome und der Lebensqualität der Patienten führte.

Über mich:

Ich bin Bianca Gutzeit, Heilpraktikerin für Psychotherapie und Hypnosetherapeutin (gemäß Heilpraktikergesetz). In meiner Praxis im schönen Gehrden bei Hannover unterstütze ich Menschen auf dem Weg Ihrer Veränderung.

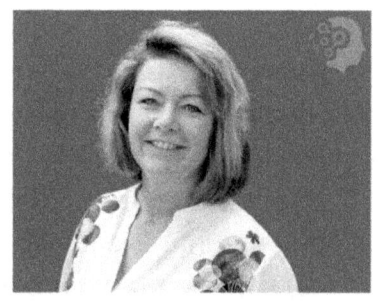

www.darmhypnose-hannover.de
www.med-hypnose.de
www.misophonie-hannover.de
www.misophonie.de

www.ingramcontent.com/pod-product-compliance
Lightning Source LLC
Chambersburg PA
CBHW070959220526
45471CB00007B/3096